CONTRIBUTION A L'ÉTUDE

DES

RÉTENTIONS PLACENTAIRES

DANS L'AVORTEMENT

Deux cas de septicémie grave traités par le curettage. — Guérison

PAR

Le Dr Auguste DUMONT

(de Tourcoing).

Communication faite à la Société Obstétricale et Gynécologique de Paris

SÉANCE DU 8 MARS 1894

CLERMONT (OISE)

IMPRIMERIE DAIX FRÈRES

3, PLACE SAINT-ANDRÉ, 3

—

1894

CONTRIBUTION A L'ÉTUDE

DES

RÉTENTIONS PLACENTAIRES

DANS L'AVORTEMENT

Deux cas de septicémie grave traités par le curettage. — Guérison

PAR

Le Dr Auguste DUMONT

(de Tourcoing).

Communication faite à la Société Obstétricale et Gynécologique de Paris

SÉANCE DU 8 MARS 1894

CLERMONT (OISE)

IMPRIMERIE DAIX FRÈRES

3, PLACE SAINT-ANDRÉ, 3

—

1894

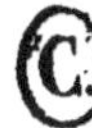

CONTRIBUTION A L'ÉTUDE

DES

RÉTENTIONS PLACENTAIRES

DANS L'AVORTEMENT

Deux cas de septicémie grave traités par le curettage. — Guérison

Par le Dr Auguste DUMONT

(de Tourcoing).

PREMIÈRE OBSERVATION.

Mad. R., ménagère, 37 ans, de constitution robuste, fut réglée pour la 1re fois à 17 ans, la menstruation s'établit ensuite très régulièrement tous les mois pendant 7 à 8 jours, mais elle était précédée de douleurs pendant un ou deux jours ; le sang était rendu en quantité assez considérable et en caillots. La première grossesse remonte à 9 ans, l'accouchement se fit normalement, mais les suites de couches furent mauvaises : le 3e jour, les lochies devinrent extrêmement fétides avec frissons et fièvre et le médecin retira alors, me dit-on, quelques fragments putréfiés de membrane ou de placenta ; elle se leva quelques jours après et reprit ses occupations. Trois ans après elle accoucha de deux jumeaux ; la grossesse avait été des plus pénibles à cause de violentes douleurs que la femme ressentait dans le flanc gauche, depuis l'accouchement précédent ; ces douleurs existaient en tout temps, mais avec exaspération dans les rapports conjugaux.

Elle se leva au bout de 7 jours. Dans les deux cas, elle nourrit ses enfants.

Après le second accouchement, les règles se reproduisirent d'une façon très irrégulière, tous les 15 jours, toutes les 3 à 4 semaines jusqu'à l'année dernière. Elles redevinrent alors assez régulières, mais très abondantes et, toujours suivies, pendant 8 jours, de douleurs très vives dans le bas-ventre et les reins. En dehors des règles ces douleurs existaient également, elles apparaissaient spontanément ou sous l'influence de la fatigue, de la marche surtout ; elle était obligée alors de se courber en deux ;

le repos au lit les atténuait. Presque continues, elles étaient très vives pendant les 8 jours qui suivaient les règles, pour devenir supportables le reste du temps. Leur siège était dans les reins et surtout dans le bas-ventre. Les écoulements intermenstruels se composaient de flueurs blanches très abondantes, souillant parfois le parquet, tachant la chemise en jaune sale et mêlées assez souvent de glaires sanguinolentes. Pas de constipation, ni de dysurie, un peu de ténesme vésical et anal.

L'état général est bon, elle n'a jamais été malade et souffre seulement de quelques troubles digestifs, paresse stomacale avec éructations.

En août et en septembre 1893, ses règles se montrèrent comme à l'ordinaire ; le 10 octobre elle ressentit subitement dans le bas-ventre, des douleurs expulsives, analogues à celles de son accouchement ; puis les règles, dit-elle, apparurent, et tout rentra dans l'ordre.

Cependant son appétit, ordinairement modéré, prenait des proportions inusitées ; elle n'était jamais rassasiée, faisant 6 à 7 repas par jour, et au lieu de prendre de l'embonpoint elle maigrissait et pâlissait de plus en plus. En outre, des picotements se montraient dans les seins, accompagnés de gonflement et de tension.

Le 14 octobre, à la suite d'une vive contrariété, survinrent, au milieu de la nuit, de nouvelles douleurs dans les reins et le bas-ventre ; à quatre heures du matin, elle perd « une flaque » de sang, puis plus rien jusque 7 heures. A 7 h. 1/2 elle descend : alors survient une hémorrhagie considérable ; elle croit que ce sont les règles qui viennent « très fort », ne s'en préoccupe pas et reste assise.

C'est en cet état que je la trouve à 10 h. 1/2. Elle me donne les détails précédents, m'assure qu'elle n'est pas enceinte, mais ajoute que dans son dernier accouchement, les règles ont continué à se montrer pendant les deux premières époques.

Un examen rapide montre l'utérus hypertrophié, atteignant presque le niveau du pubis, le col ramolli, entr'ouvert ; la femme gît littéralement dans un amas de caillots, au milieu desquels je découvre le fœtus. La tête énorme, formant plus du tiers du corps, la distinction très nette du bras et de l'avant-bras, de la cuisse et de la jambe, indiquaient qu'il s'agissait d'un fœtus de huit semaines environ. Pas de trace de l'œuf.

L'hémorrhagie durait depuis trois heures consécutives ; aussi la malade était-elle d'une pâleur extrême, presque sans pouls, en imminence de syncope d'autant plus probable qu'elle était assise. Je prescrivis : repos absolu en décubitus dorsal, tête basse ; injections d'eau phéniquée très chaude. Café alcoolisé.

Une demi-heure après je reviens ; la pâleur est encore plus prononcée ; je ne sens plus le pouls ; des sueurs froides se montrent sur le visage, accompagnées de bâillement et de tendance invincible au sommeil ; je la voyais mourir sous mes yeux. Coup sur coup je fis 3 injections sous-cutanées d'éther de 1 cent. cube chacune ; je place la malade en position obstétricale et le spéculum étant appliqué, je posais 8 à 10 gros tampons d'ouate phéniquée, sur le col et dans les culs-de-sac. Le pouls revient, puis remonte un peu et une 1/2 heure après, les battements redevenaient bien frappés, en même temps que l'état général se relevait. Champagne glacé, bouillon froid.

Dans l'après-midi, je fis deux nouvelles injections d'éther, j'enlevai les tampons, après cathétérisme de l'urèthre ; comme l'hémorrhagie se reproduisait, je réappliquai un second tamponnement.

15 *octobre*. — Les tampons étant enlevés, je fais une injection intra-utérine avec la sonde à double courant de mon maître, M. le docteur Budin. Je fais passer deux à trois litres d'eau phéniquée chaude, le tout suivi d'un tamponnement d'ouate phéniquée dans le vagin. A midi et à six heures, même traitement.

16 *octobre*. — L'hémorrhagie paraît s'arrêter, température 37°; pas de vomissements, pas de diarrhée, mais une céphalalgie extrêmement pénible. Traitement de la veille à 3 reprises différentes. Vers le soir, frissons répétés, on ne parvient pas à réchauffer la femme.

Le 17 *et le* 18 *octobre*, l'état général devient de plus en plus mauvais, le thermomètre est à 40°, la céphalalgie a encore augmenté ; langue saburrale, ballonnement du ventre avec douleurs à la pression ; l'hémorrhagie recommence, je fais encore un tamponnement.

Le 19 *octobre*, voyant que la situation devenait critique, qu'il y avait décollement partiel du placenta, en même temps que rétention avec septicémie ; que la malade était à bout de forces, du fait de son hémorrhagie initiale, de ses hémorrhagies consécutives et surtout de l'infection généralisée, je crus bien faire en pratiquant le curettage. Antisepsie plus rigoureuse encore, position obstétricale, pas de chloroforme, curettage à la curette mousse après redressement préalable du col par la pince de Museux. Grattage du fond de l'utérus et d'une grande portion de la muqueuse. Expulsion de lambeaux de placenta volumineux, sphacélés, à odeur infecte. Injection intra-utérine détersive, tamponnement intra-utérin et vaginal à la gaze iodoformée.

Le lendemain T = 39°, même pansement ; le surlendemain T = 37°5, température qui depuis n'a jamais été dépassée.

, Dès le lendemain de l'opération, cette femme se sentait renaître à la vie, l'hémorrhagie ne se reproduisit plus et tous les symptômes s'amendèrent petit à petit. La convalescence fut très longue, et deux mois après l'intervention, l'anémie était telle qu'il fallait deux personnes pour l'aider à marcher. Quinze jours après l'avortement se produisit une complication signalée dans les auteurs comme consécutive parfois aux hémorrhagies graves : cette femme perdit subitement la vue, elle ne distinguait même plus la garde-malade ; cette amblyopie par anémie de la papille dura jusqu'au commencement de février 1894. Elle s'accompagnait de strabisme avec diplopie, par paralysie des moteurs oculaires. Actuellement (février 1894) le strabisme a disparu, il persiste un peu de diplopie, mais toute lecture lui est absolument impossible.

Les règles sont revenues à deux reprises différentes en janvier et en février, sans douleurs, sans caillots, le sang est liquide et très pâle. Quant aux douleurs du bas-ventre, des flancs et des reins, elles ont totalement disparu depuis le curettage.

DEUXIÈME OBSERVATION.

La femme D..., âgée de 30 ans, et de constitution robuste, partant à son travail le 20 juillet 1893, à 5 heures du matin, est prise subitement d'une hémorrhagie utérine telle, qu'elle est obligée de s'arrêter en chemin et de se faire conduire chez elle en voiture. A neuf heures je la vois dans son lit, au milieu de flots de sang ; la face est d'une pâleur de cire et des syncopes se déclarent au moindre effort. La palpation abdominale permet de reconnaître que l'utérus remonte à deux travers de doigts au-dessus du pubis comme dans une grossesse de trois mois environ ; le col est ramolli, entr'ouvert suffisamment pour permettre l'introduction de la première phalange de l'index.

Cette femme m'explique que ses règles ont cessé depuis 3 mois, mais que depuis son dernier accouchement, remontant à 5 mois, elle a toujours souffert. L'accouchement s'était fort bien passé, sans aucun incident ; les lochies avaient été sans odeur, mais s'étaient brusquement arrêtées deux jours après la délivrance ; huit jours après cet arrêt subit, étaient apparues les premières douleurs, au niveau des flancs et des lombes de chaque côté. Les premières règles étaient arrivées à 13 ans ; elles revinrent ensuite irrégulièrement toutes les 5 à 6 semaines, pendant un ou deux jours seulement, et s'accompagnaient de vives douleurs.

Un tamponnement fut immédiatement improvisé, repos en décubitus dorsal. Grog froid, café. Vers deux heures le mari vient me trouver et m'avoue confidentiellement que sa femme était allée consulter un médecin, au sujet des douleurs qu'elle ressentait et pour savoir si elle était enceinte. On aurait répondu qu'il n'y avait pas de signes de grossesse, mais bien congestion de la matrice et qu'il fallait venir se faire électriser cet organe tous les deux jours. Ces électrisations furent faites pendant 15 jours ; la dernière séance avait eu lieu le 18 juillet, deux jours avant l'avortement.

Vers trois heures, le pouls se relevait, et l'état général était meilleur. J'enlevai les tampons, le col était presque complètement dilaté, et l'hémorrhagie était arrêtée. On sentait le placenta faire saillie hors du col, le spéculum permettait même de l'apercevoir ; à droite on voyait les restes du cordon ombilical, du diamètre d'une plume d'oie, et rompu au niveau de son insertion fœtale. Pas de traces du fœtus, qui avait probablement été entraîné dans l'hémorrhagie. Me rappelant les leçons de mon maître, M. le docteur Budin, je me garde bien d'en provoquer l'extraction, tout en étant décidé à intervenir énergiquement à la première menace de septicémie. Injections phéniquées vaginales toutes les 4 heures. Repos complet en décubitus dorsal.

21 *juillet*. — Le lendemain à 5 heures, on accourut me chercher ; la malade était en proie à une crise de suffocation qui disparut au bout de quelques instants. Il existait, en outre de violentes douleurs abdominales, le ventre commençait à devenir ballonné et sensible ; les lochies sont un peu fétides ; température 37°5. Il est impossible de passer à travers le col, obstrué par le placenta, et de faire une injection intra-utérine. Injections vaginales phéniquées toutes les 2 heures. Cataplasmes laudanisés sur le ventre. Friction pommade mercurielle belladonée.

22 *juillet*. — Pas d'hémorrhagie, pas de fièvre, les lochies ne sont presque plus fétides ; me méfiant à bon droit, j'ordonnais de continuer les injections plus que jamais.

23 *juillet*. — Vers le soir, un dimanche, le troisième jour après l'avortement, consécutivement à quelques visites plus nombreuses, peut-être, que de coutume, se produisit un grand frisson subit, qui dura toute la nuit. Les douleurs abdominales, qui avaient diminué, se montrent de nouveau ; le thermomètre est à 38°, les lochies ont peu d'odeur. Quinine. Injections phéniquées.

25 *juillet*. — Le thermomètre monte à 40°, il y a vomissements, diarrhée, sueurs profuses, délire très prononcé ; je juge qu'il serait imprudent de plus tarder et, malgré la température élevée, je me décide à faire le curettage. Pas de chloroformisation, col descendu ou plutôt fixé et redressé (Auvard) par une pince de Museux, serrée au dernier cran, sinon la mollesse et

la friabilité des tissus la font déraper. Le curettage permet de ramener des lambeaux de muqueuse putréfiés et des fragments de placenta volumineux, très adhérents et d'une odeur extrêmement fétide. L'hémorrhagie, sans être très abondante, fut néanmoins beaucoup plus considérable que dans les curettages pour lésion organique de l'utérus. Le raclage fut aussi complet que possible, étant donné que dans ces cas où l'utérus est en état de gestation les parois musculaires sont très molles et ne donnent guère plus la sensation de « cri utérin » ; il faut alors la plus grande circonspection pour éviter la perforation de l'utérus. Lavage antiseptique intra-utérin à l'aide de la sonde à double courant, ce qui permet de faire passer au moins quatre litres d'eau phéniquée, et de balayer les derniers débris de placenta, ainsi que les caillots. La cavité utérine est bourrée de gaze iodoformée, de même que le vagin. Potion de Todd au quinquina. Limonade gazeuse. Potion de Rivière.

26 juillet. — Température 38,2. La soirée a été mauvaise ; des frissons violents, faisant trembler le lit, se sont déclarés, accompagnés de délire. La nuit, au contraire fut très calme, sauf un peu de douleur due à la rétention d'urine occasionnée par les tampons.

Le pouls est bon, l'état général se relève, plus de vomissements, la malade est gaie. Après cathétérisme de l'urèthre, j'enlève le pansement intra-utérin et vaginal. Injections phéniquées intra-utérines et vaginales, très peu d'odeur dans les lochies. Même pansement à 3 heures, température 39°.

27 juillet. — Nuit très bonne, température 36,8. Les lochies sont presque sans odeur. La malade demande à manger. Injections intra-utérines et vaginales suivies de tamponnement utérin et vaginal, peu serré.

Même pansement à 3 heures, température 37°.

28 juillet. — Le thermomètre indique 37°, température qui ne sera jamais plus dépassée. Les injections intra-utérines furent faites pendant 8 jours, et les injections vaginales pendant quinze jours. Un mois après, la guérison complète était acquise ; les douleurs des reins et des flancs, qui avaient existé avant l'avortement, avaient elles-mêmes complètement disparu.

Sept mois après la malade a été revue, la guérison s'était maintenue intégralement.

Réflexions.

Le mode d'intervention dans le cas de rétention placentaire après l'avortement tend de plus en plus à écarter les moyens violents pour se borner, dans la plupart des cas, à l'expectation antiseptique.

Mais, ainsi que l'ont fait remarquer, M. Budin, dans son traité d'accouchement (1), et M. Audebert (de Bordeaux), dans une revue d'ensemble sur cette question (2), il faut bien distinguer les différents cas qui peuvent se présenter : ces cas peuvent se réduire à trois, nous semble-t-il, exigeant chacun un traitement spécial.

1. Rétention sans septicémie : expectation antiseptique.

2. Rétention avec septicémie légère : Injections intra-utérines et curage digital.

3. Rétention avec septicémie grave : *Curettage avec dilatation.*

I. — Quand le placenta est retenu dans la cavité utérine et qu'il n'y produit aucun accident, les injections antiseptiques vaginales suffisent. Nous venons d'en observer un cas où la rétention, dans un avortement à 3 mois, dura deux mois 1/2 (exactement 78 jours), sans aucune complication ; l'expulsion se fit alors en masse, accompagnée d'une très forte hémorrhagie ; jamais il n'y eut d'élévation de température. Ces cas sont rares, mais même dans les cas ordinaires, où la rétention dure quelques jours, ces moyens suffisent et il n'est pas de praticien qui n'ait eu l'occasion, très souvent répétée, d'en justifier l'efficacité. C'est d'ailleurs depuis longtemps la pratique de M. Budin et également celle de M. Tarnier et de M. Pinard.

II. — Mais s'il existe des frissons, de la céphalalgie, de l'élévation de température, quelle conduite faut-il tenir ? Deux thèses, soutenues récemment à la Faculté de Paris, l'une par M. Vibert, sous l'inspiration de M. Tarnier ; l'autre par M. Bourgogne, d'après l'enseignement de M. Pinard, concordent absolument sur l'intervention dans ce second cas (3). Il faut introduire la main dans le vagin, puis le doigt dans le col (après dilatation préalable s'il le faut) et chercher à décoller toutes les parties de placenta adhérentes en recourbant le doigt en crochet, pendant que l'autre main appuie sur l'abdomen et maintient l'utérus ; le tout avec les précautions antiseptiques les plus rigoureuses. M. Budin, dans ces cas, recommande de recourir aux injections intra-utérines, avec la sonde à double courant, répétées aussi souvent qu'il convient ; intervention suffisante dans la majorité des cas ; l'extraction manuelle étant conseillée seulement en cas d'échec peu probable des injections intra-utérines.

III. — Quand l'infection est généralisée au moment où l'on est appelé ou malgré les soins qui ont été donnés, que les phéno-

(1) Tarnier et Budin. Traité d'accouchement, p. 505 à 511. Paris, 1888.

(2) Audebert (de Bordeaux). De l'intervention dans l'infection puerpérale post-abortive. (Paris, 1891.)

(3) Traitement de la rétention du placenta dans l'avortement. Th. de Paris 1892.

mènes généraux sont graves, M. Tarnier est partisan du curettage avec un redoublement de soins antiseptiques.

C'est en nous inspirant de son autorité que nous avons pratiqué deux fois cette opération.

Les deux observations que nous soumettons présentent de très grandes analogies.

1° Dans les deux cas, malgré les injections les mieux faites, la fièvre continua et les symptômes généraux devinrent de plus en plus graves. Nous croyons en trouver la raison dans ce fait que les deux malades étaient presque exsangues et qu'alors l'infection est à la fois plus rapide et plus tenace ; une seconde raison sera donnée plus loin, expliquant l'apparition même de la septicémie.

2° Dans les deux cas, le surlendemain du curettage, la température descend de 40° à 37°, pour s'y maintenir les jours suivants, en même temps que l'état général se relevait d'une façon inespérée.

3° Enfin, dans les deux cas, nous retrouvons dans les antécédents des malades une affection génitale non soignée, provoquant de vives douleurs, et disparaissant après l'avortement par le *fait du curettage* et du repos prolongé.

Le curettage nous paraît absolument indiqué pour les motifs suivants :

Selon Baum, dans les métrites puerpérales aiguës, la muqueuse elle-même est infectée, et les microbes se trouvent dans sa couche la plus superficielle ; il paraît donc logique de gratter toute cette muqueuse et d'en balayer ensuite les germes. M. Peraïre (1) aurait même trouvé des bactéries, jusque dans la couche musculaire, mais le fait mérite confirmation.

En outre, si on laisse dans l'utérus des fragments de placenta, on s'expose à voir persister des îlots de caduque plus ou moins étendus, autour desquels pourra s'opérer une prolifération très active de petites cellules, qui provoqueront de l'endométrite (Schroder) (2) indépendamment des hémorrhagies que ces fragments incomplètement décollés pourront occasionner.

Une réflexion pour terminer. En songeant aux accidents génitaux de ces deux femmes (que nous n'avions pas soignées auparavant, ce qui ne nous donne que des renseignements incomplets) nous nous étions demandé si l'on ne pourrait pas attribuer à des lésions génitales antérieures, véritables foyers de microbes, la ténacité, et la virulence de la septicémie.

Un récent article très étudié, de M. Prioleau (de Brive), s'inspirant des travaux de M. Jacobs (3), de M. Doléris (4) et de M. Sé-

---

(1) PERAÏRE. Des endométrites infectieuses. *Th. de Paris*, 1889.
(2) SCHRODER. *Mal. org. gén. femme.* Trad. Bruxelles, 1886.
(3) JACOBS. (*Arch. de Tocol.*, 1892, p. 376.
(4) DOLÉRIS. (*Soc. obst. de France*, avril 1892.)

— 11 —

cheyron (de Toulouse) (1) émet des idées semblables à celles que
nous avaient suggérées nos deux observations. « Chez la primipare
ayant eu des accidents génitaux ou péri-génitaux quelconques,
chez les multipares, qui ont des raisons, de plus, d'avoir gardé de
par leurs accouchements antérieurs, des lésions génitales, il est
souvent plus à craindre de voir se déterminer des accidents
puerpéraux » (2). M. Prioleau cite deux observations, que nous
résumons, dont la seconde surtout est tout à fait typique.

1ʳᵉ Obs. — Accouchement antérieur il y a 3 ans, avec pelvi-
péritonite ayant laissé quelques troubles dans le petit bassin.
Nouvel accouchement très lent, forceps ; malgré antisepsie une
péritonite se déclare 12 *heures après*, débutant franchement par
le petit bassin et enlevant rapidement la malade sans qu'il y ait
eu troubles dans les lochies (ni odeur, ni diminution).

2ᵉ Obs. — Elle se rapproche encore plus des nôtres, car il s'a-
git également d'un avortement (3).

Femme 18 ans. Troubles génitaux vers 15 ans (dysménorrhée,
leucorrhée post-menstruelle). Mariage, douleurs fréquentes, et
retentissement péritonéal (ballonnement, fièvre, vomissements).
Sept mois après, grossesse, au 2ᵉ mois, douleurs vives, puis quelques vomissements ; finalement avortement vers le 4ᵉ mois ; les
vieilles lésions péritonéales se réveillent et il se produit de la
pelvi-péritonite, avec gonflement douloureux à gauche.

Dans la première de nos observations personnelles nous voyons
d'abord apparaître des crises de dysménorrhée, dès la puberté ;
puis une rétention des annexes fœtales au 1ᵉʳ accouchement ; des
douleurs vives dans le flanc gauche pendant la 2ᵉ grossesse ; et
enfin des lésions manifestes de métrite succédant au second
accouchement et ayant évolué sans traitement pendant 4 années,
jusqu'à l'avortement.

Dans notre seconde observation les lésions sont moins avan-
cées. Il y a également dysménorrhée avant le mariage ; puis accouchement normal, lochies sans odeur, mais cessant brusquement dès le 2ᵉ jour ; 8 jours après apparaissent les premières
douleurs au niveau des flancs et des lombes de chaque côté ;
douleurs très vives et jusqu'à l'avortement elles persisteront.
Y a-t-il entre ces faits simple coïncidence, ou relation de cause
à effet ? Ces questions sont à l'étude ; comme dit M. Budin, « il
faut être très circonspect pour admettre les *infections puerpérales*

---

(1) Sécheyron. (*Arch. Tocol.*, janvier 1893.)
(2) Prioleau. Puerpéralité et microbisme préexistant. (*Archives de
Tocologie*, 1894, p. 27.)
(3) Prioleau. Ibid., p. 30.

inévitables, qui existent, mais en proportions très minimes (1). »
Une conclusion pratique s'en dégage néanmoins dès maintenant :
redoubler de soins antiseptiques et toujours soigner les métrites.

Discussion.—M. OLIVIER.— Je demanderais à M. Dumont
s'il sait quelle est l'électricité employée dans l'un des cas d'a-
vortement.

M. DUMONT. — Je ne saurais affirmer ; la malade m'a seulement dit qu'elle avait beaucoup souffert.

M. OLIVIER. — Cela ne suffit pas pour nous éclairer. Il est
probable qu'on lui a fait une galvano-caustique intra-utérine.
Il y a en effet une grande différence au point de vue de la pro-
duction de l'avortement entre la faradisation intra-utérine et
la galvano-caustique : dans le premier cas on l'évite fréquem-
ment, dans le second il est constant. Je pourrai citer à l'appui
deux cas que j'ai observés. Dans le premier il s'agit d'une
femme de 35 ans qui avait été faradisée au fil fin pendant six
semaines par un confrère, alors qu'elle était enceinte sans
que l'avortement se produisit, mais qui, malheureusement,
avorta à 3 mois sans cause bien appréciable. Je dois ajouter,
chose importante, que l'œuf expulsé était vivant, le fœtus était
bien développé.

Dans le second cas il s'agit d'une femme de 26 à 27 ans
atteinte de métrite catarrhale que je traitais par la galvano-
caustique intra-utérine. Je lui avais bien recommandé l'abs-
tention des rapports sexuels ; il est probable qu'elle ne suivit
pas mes conseils, car un jour elle me fit appeler en toute hâte,
elle venait de faire une fausse-couche de six semaines. Or, trois
jours avant j'avais fait une galvano-caustique. Nous ne pou-
vons malheureusement nous mettre à l'abri de pareils accidents.

M. MAYGRIER pense que parfois on ne prend pas assez de
précautions. Il a vu une femme qui, voulant se faire avorter,
se fit ainsi électriser. Elle fit une fausse-couche, mais mourut
de septicémie. Il est probable qu'on s'était servi d'instruments
malpropres.

M. DUMONT.— Voici les seuls renseignements que j'ai pu ob-
tenir : les électrisations auraient été faites avec un spéculum
et leur application fut très douloureuse au niveau de l'abdomen ; ce qui indique qu'il s'agissait de galvano-caustie très
probablement.

(1) BUDIN. *Soc. obstét. de France*, 25 avril 1892.

9 782019 312275